ACTION DES EAUX DE VICHY

(SOURCE GRANDE GRILLE)

SUR LA

CONIASE BILIAIRE

DURÉE DU TRAITEMENT

Par M. le Docteur MERLE

MÉDECIN CONSULTANT A VICHY

Membre de l'Association des Médecins de Seine-et-Oise
(La Ferté-Alais — Etampes
Médecin de l'hôpital de Saint-Vrain,
Membre de la Société des Sciences médicales de Gannat,
Médecin des chemins de fer de Paris à Lyon et à la Méditerranée,
Membre fondateur de la Société d'hygiène de Vichy,
Membre de la Société d'hydrologie de Paris, etc.

PRÉCÉDÉES D'UN RAPPORT SUR CETTE AFFECTION

FAIT A L'ACADÉMIE DE MÉDECINE

Par M. le Professeur CONSTANTIN PAUL

PARIS
OCTAVE DOIN, ÉDITEUR
8, PLACE DE L'ODÉON, 8

1887

2

ACTION DES EAUX DE VICHY

(SOURCE GRANDE GRILLE)

SUR LA

CONIASE BILIAIRE

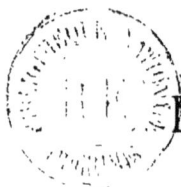

DURÉE DU TRAITEMENT

Par M. le Docteur MERLE

MÉDECIN CONSULTANT A VICHY

Membre de l'Association des Médecins de Seine-et-Oise
(La Ferté-Alais — Etampes)
Médecin de l'hôpital de Saint-Vrain,
Membre de la Société des Sciences médicales de Gannat,
Médecin des chemins de fer de Paris à Lyon et à la Méditerranée,
Membre fondateur de la Société d'hygiène de Vichy,
Membre de la Société d'hydrologie de Paris, etc.

PRÉCÉDÉES D'UN RAPPORT SUR CETTE AFFECTION

Fait a l'Académie de Médecine

Par M. le Professeur CONSTANTIN PAUL

PARIS

OCTAVE DOIN, ÉDITEUR

8, PLACE DE L'ODÉON, 8

1887

RAPPORT

FAIT A L'ACADÉMIE DE MÉDECINE

EN SA SÉANCE DU 30 JUIN 1885

SUR LA CONIASE BILIAIRE

ET SES SYMPTOMES

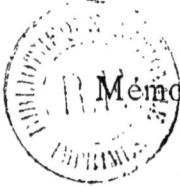

Mémoire présenté par M. le Docteur MERLE

Médecin-Consultant à Vichy

M. CONSTANTIN PAUL, rapporteur

Sous le nom de Coniase biliaire, M. le docteur Merle entend parler de la gravelle biliaire (poussière), et il se sert de ce mot pour qu'on ne confonde pas la gravelle biliaire avec la gravelle urinaire. Nous ne le suivrons pas dans cette voie ; l'expression de gravelle biliaire étant parfaitement claire pour tout le monde, nous n'irons pas la remplacer par une autre qu'il faudra faire suivre d'un commentaire pour la faire comprendre.

L'intérêt du travail n'est du reste pas là. La lithiase biliaire est une maladie dont le symptôme le plus frappant est la colique hépatique. L'intensité de cette colique est en rapport avec le degré d'obstruction des voies biliaires, mais pas toujours avec la grosseur des calculs.

Quoi qu'il en soit, lorsque la colique hépatique fait défaut, le diagnostic de la lithiase biliaire devient souvent fort difficile. Il y a bien un phénomène aujourd'hui très connu, c'est celui que les malades appellent la crampe d'estomac, survenant une heure ou deux après le repas : c'est une colique hépatique fruste à n'en pas douter.

Il y a bien encore un autre symptôme caractérisé par des coliques de la partie supérieure et de l'abdomen, suivies d'une légère coloration des urines trois heures après, ou de garde-robes décolorées.

Il y a encore un certain nombre de variétés de ces phénomènes toujours liés à l'obstruction des voies biliaires.

Mais enfin, il arrive souvent que la lithiase ne peut être diagnostiquée avec certitude, faute d'indications pour aller saisir la gravelle au passage.

C'est là l'intérêt que présente le travail de M. le docteur Merle.

Il prétend que les malades atteints de lithiase biliaire sont pris à certains moments de coliques impérieuses suivies de garde-robes répétées coup sur coup, et que si on examine ces garde-robes on trouve que les matières évacuées, solides d'abord, deviennent de plus en plus liquides et qu'elles contiennent de plus en plus de sable biliaire.

Pour constater ce sable facilement, M. le docteur Merle se borne à ajouter à la garde-robe une certaine quantité d'eau chaude. Cela suffit pour détacher un certain nombre de grains qui tombent au fond du vase, tandis que les fèces surnagent. Une simple décantation et un lavage permettent d'isoler le sable biliaire.

M. le docteur Merle, qui a d'abord observé le fait sur lui-même, l'a ensuite constaté chez d'autres, et il rapporte dans son travail quatre observations à l'appui de cette thèse.

J'ai questionné à cet égard des malades atteints de lithiase biliaire et ayant éprouvé dans l'année des coliques hépatiques, et j'ai pu constater que ce phénomène s'est présenté plusieurs fois chez eux. Mais lorsqu'on arrive à l'examen de ce sable, il ne faut pas croire qu'on va trouver de la cholestérine sous forme de grains. Dans ses quatre observations, M. le docteur Merle n'a pu constater qu'une fois, par l'analyse chimique, que ces sables contenaient des carbonates de chaux et de magnésie et des matières organiques. Cette analyse est tout à fait insuffisante. Sur mon observation, M. le docteur Merle m'a apporté une analyse faite sur des poussières qu'il a rendues et qui renferment bien probablement des acides biliaires.

Mais n'y a-t-il que cette lithiase qui donne lieu à ces coliques frustes? Certainement non, et quand on a l'habitude de ces recherches, on s'aperçoit que d'autres petites graines donnent lieu à ces coliques, par exemple les graines de fraises, que j'ai recueillies bien des fois, puis les graines de framboises, moins faciles à reconnaître, et qui ont été déterminées grâce à l'obligeance de notre collègue M. Alphonse Milne Edwards, puis des grains de groseilles, de raisin, des pépins de poire, etc.

Toutes ces substances peuvent être reconnues à la loupe ou au microscope, mais la gravelle biliaire est plus variable encore. J'ai trouvé parfois de la cholestérine granulée, d'autres fois un sable que M. Ducom, l'ancien pharmacien de l'hôpital Lariboisière, n'a pu définir.

Je veux dire par là que la lithiase biliaire peut être confondue avec d'autres corps de forme et de volume qui s'en rapprochent, que cette lithiase est elle-même très variable de couleur et même de composition chimique, qu'elle se réduit quelquefois à du pigment, etc.

Mais n'oublions pas, Messieurs, que la lithiase biliaire est loin d'avoir été étudiée comme sa compagne, la lithiase urinaire. Les auteurs classiques en parlent à peine, et les mémoires originaux sur ce sujet ne donnent que bien peu de détails.

Nous devons donc savoir gré à M. le docteur Merle d'avoir appelé l'attention sur des symptômes qui peuvent mettre sur la voie du diagnostic de la lithiase biliaire, maladie qui est sans aucun doute beaucoup plus fréquente que les gros calculs.

Les observations de M. le docteur Merle sont bien peu nombreuses, et son travail n'est pour ainsi dire qu'une ébauche ; aussi l'Académie ne peut-elle faire mieux que de l'encourager à poursuivre ses recherches.

Les conclusions du présent Rapport, mises aux voix, sont adoptées par l'Académie.

———

RÉPONSE

L'innovation du mot Coniase, par antithèse au mot Lithiase, a un triple but: le premier, celui d'éviter la confusion avec la gravelle urique (1) ; le second, d'exprimer la ténuité des graviers, et enfin d'être opposé comme anthithèse au mot lithiase. Si les symptômes énumérés par l'honorable rapporteur, crampes d'estomac, coliques supérieures et de l'abdomen, etc., sont nécessaires pour diagnostiquer la gravelle biliaire, *un mot spécial devient indispensable pour exprimer la production de poussières si fines qu'elles n'occasionnent aucune souffrance par leur passage à travers les voies biliaires.* L'absence complète de toute douleur établit donc une différence entre la gravelle biliaire et l'affection qui nous occupe; aussi avions-nous dit: *besoins impérieux* et non coliques impérieuses, comme l'exprime le rapport. Car, s'il existe parfois, mais très

1. Pour nous, la gravelle hépatique essentielle n'existe pas. Elle précède les calculs ou en est la conséquence. On peut la rencontrer avant, pendant et après leur expulsion.

rarement, quelques coliques, elles précèdent seulement de quelques instants les garde-robes et ne sauraient être attribuées aux concrétions biliaires.

Pour constater le sable, il est inutile de se servir d'eau chaude. Il n'en est pas question dans notre manuscrit. Avec de l'eau froide ou de l'eau chaude, on arrive aux mêmes résultats.

Depuis que nous avons présenté notre manuscrit à l'Académie, il nous a été permis de recueillir de nouvelles poussières du sujet faisant l'objet de l'observation n° 2, et l'analyse faite par M. Gautrelet, chimiste à Vichy, contenait, avec des quantités considérables d'acides biliaires, les éléments constitutifs des concrétions hépatiques.

Nous avons également observé, depuis, un nouveau cas de Coniase (4e observation). L'analyse faite par M. le docteur Nepveu, chef du laboratoire de M. le professeur Verneuil, a été très concluante.

Sur cinq observations réunies par nous, les poussières, dans trois cas, ont été analysées et l'analyse a toujours confirmé les prévisions cliniques. Si l'appareil urinaire, en dehors des gros calculs, produit, *sans douleur*, de la gravelle urique dont l'existence n'est soupçonnée ni par le malade ni par le praticien qu'après son élimination, pourquoi la glande hépatique, *en dehors des calculs*, ne produirait-elle pas des poussières dont les éléments constitutifs auraient une composition analogue à celle des calculs?

Nous remercions bien l'Académie de ses encouragements et de sa bienveillance, et nous espérons, après de nouvelles recherches, que faciliteront les observations et communications de nos confrères, arriver à convaincre la savante Assemblée de ce que nous croyons être la vérité.

Dr MERLE.

ACTION DES EAUX DE VICHY

(SOURCE GRANDE GRILLE)

SUR

LA CONIASE BILIAIRE

DURÉE DU TRAITEMENT

Les pages, les brochures, les volumes sans nombre sur la glande hépatique, sur son anatomie, sur son rôle important et multiple dans l'économie, la plupart écrits par des auteurs éminents dont les noms sont à juste titre passés à la postérité, ne permettent pas toujours de porter un diagnostic bien précis. Ce manque de précision, cette incertitude tiennent à deux causes :

La première, c'est que le foie se trouve caché derrière les parois costales qui le protégent, il est vrai, mais l'isolent de la main du praticien et lui rendent difficile l'examen de cet organe ;

La deuxième cause, c'est l'obscurité des symptômes des maladies du foie. Aussi, n'y a-t-il rien d'étonnant de voir les anciens, dont les connaissances en physique, en physiologie, en chimie étaient très restreintes, appeler d'un mot vague, mais imagé et expressif, le mot OBSTRUCTIONS, tous ces états pathologiques indéfinis du foie. La science, l'observation en ont cherché la nature, les causes, et sont arrivées à expliquer la plupart de ces obstructions. Malgré leurs louables efforts, le terrain n'est que déblayé. Le praticien, dans l'impossibilité de formuler un diagnostic précis, reviendrait volontiers à l'expression des anciens, et toutes les questions sur ce sujet sont loin d'être résolues.

Avant de traiter de l'action des eaux sur les matières coniasiques, il faut une explication sur ces termes.

De là résulte la division de notre travail en deux parties. La première partie traitera de la Coniase biliaire, de ses symptômes, de ses causes, du diagnostic et du pronostic.

Dans la deuxième partie, il sera question du traitement de cette affection par les eaux de Vichy et de la durée nécessaire à l'expulsion de cette matière.

Comme les éléments constitutifs de l'affection que nous nous proposons de décrire entrent dans la composition de la bile, si la description du foie nous écarte de notre sujet, il ne serait pas sans importance de jeter un coup d'œil rétrospectif sur les travaux originaux qui ont été écrits sur la sécrétion et la composition de ce liquide. Pour ne pas abuser des moments précieux de nos lecteurs, nous ne le ferons pas. Nous chercherons le laconisme. Qu'il nous soit cependant permis de citer le nom de quelques célèbres contemporains qui ont jeté la lumière sur ces questions, tels le centenaire M. Chevreul, qui découvre dans la bile la cholestérine, Bouisson, de Montpellier, de regrettée mémoire, Claude Bernard, enfin M. le professeur Oré de Bordeaux. Ce dernier, en physiologiste expérimenté, pour prouver que la sécrétion biliaire se faisait en dehors de la veine-porte, a l'inspiration heureuse de faire non seulement la ligature de ce vaisseau, mais d'en oblitérer le calibre dans toute son étendue, en obtenant artificiellement et par un procédé très ingénieux, l'adhérence de ses parois.

PREMIÈRE PARTIE

La Coniase, en dehors de toute colique hépatique, consiste à notre avis *en la production* dans le foie, les canaux biliaires et dans la cholécyste, *de sable excessivement fin ou plutôt de poussières biliaires*. Nous avons proposé de dénommer cette affection *Coniase*, du grec κονις, poussière : 1° pour l'opposer, comme antithèse, au mot Lithiase ; 2° pour ne pas la confondre avec la gravelle urique, et en dernier lieu pour exprimer la ténuité des graviers. (Dans l'esprit d'un helléniste, λιθος ne signifiera jamais poussière.)

Le corps médical fera certainement quelque objection à l'introduction dans son vocabulaire d'un nouveau mot pathologique, mais une affection nouvelle nécessite un nom nouveau. Jusqu'ici, le mot lithiase a désigné toutes les concrétions calculeuses, n'importe leur volume, du foie et des reins.

C'est un mot générique qui ne distingue pas les variétés. Aux environs de Paris, le grès des carrières formé de petits grains quartzeux se présente, sur le même sol, sur le même terrain, sous trois formes différentes. L'une, dure, compacte, dont les molécules sont réunies par un ciment, sert à cause de sa dureté au pavage des rues et aux bordures des trottoirs ; l'autre est graveleuse, à gros grains, véritable sable ; et enfin la troisième se présente sous l'aspect de sable excessivement fin qui a été désigné sous le nom de *sablette*. Ce grès, sous ces trois formes et composé des mêmes éléments, a cependant des noms différents et des usages plus différents encore.

Telles sont les formes de la lithiase biliaire, que l'on doit diviser en : calculs hépatiques, gravelle biliaire, enfin en *poussières fines* que nous désignons sous le nom de *Coniase*. L'observation clinique nous indique cette classification. D'ailleurs, les langues médicales, qui tirent du latin l'origine de leurs mots, par exemple la langue espagnole, possèdent trois mots : *Calculo, Arena, Arenilla*, qui expriment ces trois formes de concrétions, dont nous allons faire connaître les symptômes.

CALCULS HÉPATIQUES

Les Calculs hépatiques, qui méritent seuls le nom de lithiase, et qui donnent lieu aux vraies coliques hépatiques, sont connus dès la plus haute antiquité. Il serait difficile, dans une nouvelle description, d'apporter quelque chose de nouveau. Nous les passerons sous silence. Il n'en est pas de même des deux autres variétés : gravelle biliaire et coniase.

GRAVELLE BILIAIRE

Les auteurs anciens et les classiques n'ont jamais fait aucune mention de cette affection. Grisolle, Trousseau, etc. consacrent à peine une phrase pour en indiquer la possibilité. Frerichs lui-même, dans son traité si complet des maladies du foie, garde sur ce sujet le mutisme le plus absolu. Fauconneau-Dufresne seul a décrit ce sable, mais il n'a nullement décrit les symptômes qui en sont la conséquence.

Pour nous, la gravelle biliaire précède ou suit de un ou plusieurs jours, de plusieurs mois même, les coliques hépatiques. Elle offre les mêmes symptômes que la coniase, symptômes que nous décrirons plus loin.

Elle en diffère cependant par l'élément *douleur*, qui n'existe pas dans la coniase, caractère essentiel et différentiel d'une grande importance.

Ces graviers, relativement volumineux et nombreux, occasionnent, par leur passage à travers le canal cholédoque, une douleur telle que le malade croit, s'il a déjà eu des coliques hépatiques, qu'il va avoir une nouvelle crise, et que le praticien diagnostiquera gastralgie, crampes d'estomac, s'il n'y a pas apparition d'ictère. Nous en avons eu cette année, à Vichy, un cas bien remarquable en la personne de Madame M., de Martizai (Indre). Cette malade, qui nous avait été adressée par M. le Dr Vignardou et qui avait été consulter un praticien éminent, M. le professeur Duclos, de Tours, dont l'ordonnance avec diagnostic exact, coliques hépatiques, devrait être suivie par tous les calculeux, cette malade, dis-je, nous rendit en une selle 20 grammes de sable. Elle avait eu auparavant plusieurs atteintes de coliques hépatiques.

A côté de mon observation, on pourrait rapporter la fameuse observation de J.-L. Petit, citée par tous les auteurs, et qui vient confirmer la nôtre. La gravelle biliaire se distinguera de la colique hépatique parce que, dans la première, les nausées, les vomissements seront moindres et les douleurs moins intenses ; ces symptômes feront complètement défaut dans la coniase.

CONIASE

La Coniase serait la même affection que la gravelle biliaire, si les éléments constitutifs n'étaient pas beaucoup plus ténus et si leur passage à travers les voies biliaires occasionnaient quelque douleur. Aussi croyons-nous que cette affection mérite une description à part et qu'elle doit avoir, après les coliques hépatiques et la gravelle, une place dans le cadre nosologique (1).

Les symptômes de la Coniase, qui n'ont certainement jamais été décrits, sont de deux sortes. Les uns sont *généraux* et les autres *locaux*.

Symptômes généraux. — Quand le foie secrète le sable ou plutôt quand ce sable est ramassé dans la vésicule et dans les canaux hépatiques, le malade ressent un léger malaise général, sans frissons, prend une teinte subictérique ; son caractère est plus irritable. L'entourage, en examinant le facies du malade, 12, 18 et 24 heures avant l'apparition de la crise, en soupçonne l'approche, SI CRISE PEUT ÊTRE APPELÉ LE PASSAGE SANS DOULEUR DU SABLE DE L'APPAREIL BILIAIRE DANS L'INTESTIN. Les urines deviennent plus rares, plus jaunes, sans cependant prendre jamais la couleur acajou foncé qui caractérise la suppression complète de l'écoulement normal de la bile dans l'intestin. La langue est saburrale, l'appétit est diminué, quelquefois nul. La constipation est la règle générale, mais elle alterne souvent avec une débâcle. Les tissus se décolorent, l'amaigrissement, à cause des troubles de la nutrition, survient insensiblement. Il n'existe cependant pas de fièvre. Il n'y a ni céphalalgie, ni nausées, ni vomissements. Il y a toutes les apparences d'un embarras gastrique.

Symptômes locaux. — Le malade éprouve une sensation de gêne, de pesanteur, sans douleur réelle, à l'hypochondre droit et au niveau de la vésicule biliaire, une très légère douleur à la pression seulement, dans cette même région, avec une certaine tension qui ne saurait être comparée à la tension quelquefois rénitente des calculs. 12, 18, 24 heures après, il survient, sans coliques, et quelquefois avec des coliques, 1, 2, 3, 4, 5 selles caractéristiques de cette affection, *caractérisées par un besoin impérieux de se présenter à la garde-robe.* Autant le malade peut attendre sans souffrir, quand les selles ne sont pas coniasiques, autant il est pressé quand les fèces renferment cette poussière. Ce symptôme est tellement précis et important pour lui qu'il devine, par cette seule sensation, les selles qui renfermeront du sable. Il ne s'y trompe jamais.

Le caractère des selles est le suivant : la première partie de la première selle est moulée, dure, quelquefois segmentée comme du crottin de brebis, avec la couleur normale et renfermant parfois des fragments grisâtres, comme dans la colique hépatique vraie : c'est la partie de la selle formée avant la crise.

La deuxième partie de la première selle et les selles suivantes sont molles, jaunâtres, grisâtres, quelquefois couleur de la cendre, bilieuses, généralement peu liquides, diarrhéiques. Que de catar-

---

1. Consulter les observations relatives à ce sujet, dans notre travail : *Coniase Biliaire*, 1885. Doin éditeur. Merle.

rhes des voies biliaires, que d'embarras gastriques, que de préten-
dus débordements de bile, que de diarrhées, que de dyspepsies ne
sont autre chose que des affections coniasiques ! Prenant l'effet
pour rappeler la cause, nous appellerons cette diarrhée : DIARRHÉE
HÉPATIQUE. Ces crises peuvent être plus ou moins fréquentes.

Elles se reproduisent à des intervalles plus ou moins régu-
liers, tous les trois mois, tous les deux mois, tous les mois, tous
les huit jours, tous les deux jours, plusieurs fois même par jour,
mais alors les premières parties ne sont plus moulées. Les fonc-
tions digestives se troublent, l'assimilation se fait mal, les forces
diminuent, bien que ces selles ne fatiguent pas du tout le malade,
comme cela a lieu dans les différents cas d'entérite. Le malade se
trouve au contraire soulagé par l'expulsion des matières qui renferment la poussière. D'où découle la nécessité d'exclure les absor-
bants et les astringents et de les remplacer par les laxatifs.

Rien n'est plus facile que la constatation de sable dans les matières, quand la diarrhée a attiré l'attention du praticien. Il n'est
besoin ni de tamis, ni de décantation, car les selles, tamisées et
décantées, tombent au fond du vase, mêlées au sable. Par notre
procédé, il suffit de verser seulement de l'eau dans le vase conte-
nant les selles, de les délayer afin que la poussière biliaire s'en dé-
tache, et d'attendre un instant pour qu'elle se précipite au fond
du vase. On l'incline modérément, et par le simple effet des lois de
la pesanteur l'eau entraîne les matières fécales, plus légères, et le
sable reste au fond. On recommence l'opération jusqu'au complet
isolement du sable. Le même procédé peut servir *à fortiori* à re-
trouver les calculs. En cela nous ne faisons qu'imiter les cher-
cheurs de pépites d'or au moyen du lavage et nos cultivateurs du
Midi qui, par ce moyen, arrivent à séparer de leur blé la terre, le
sable et les pierres. Nous nous proposons de faire construire un
vase *ad hoc*. Sur une des parois, seront ménagées, à côté les unes
des autres, placées sur une même ligne perpendiculaire au fond du
vase, des concavités destinées à recevoir les corps que l'on veut
isoler à condition qu'ils soient de densité différente. Le corps
le plus dense occupera la concavité inférieure du vase, et le plus
léger la concavité supérieure, de telle sorte que chaque corps se
déposera selon, son degré de densité, dans chacune des concavités.

CAUSES

Notre travail ne nous permet pas d'entrer dans beaucoup de
détails. Comme la progression de la bile n'a lieu que par la *vis
a-tergo* et que Boërhaave nous apprend : *Bilis non movetur nisi
aliundè urgeatur, neque protruditur, nisi respirationes efficacia*,
nous donnerons comme étiologie de ces concrétions du foie *toutes causes venant diminuer l'amplitude des mouvements respiratoires, et comme conséquence, toutes causes venant diminuer la
capacité abdominale*, telles que grossesses, tumeurs, etc., auxquel-

les nous ajouterons (elles n'ont jamais été signalées), la dyspepsie et la dilatation de l'estomac (1). La mécanique animale,
malgré la finesse de ses rouages et l'obscurité de ses lois, n'en
obéit pas moins aux lois physiques et l'on comprend très bien que
ces deux dernières affections, en refoulant le foie du côté du thorax,
changent la direction des canaux biliaires et favorisent la stagna-
tion de la bile dans ces canaux. On trouvera rarement une affection
lithiasique du foie qui n'ait été précédée d'une dyspepsie plus ou
moins ancienne Notre opinion en cela serait en opposition avec
celle d'un excellent confrère et ami de Vichy qui, dans la dyspepsie,
croit à la ptose ou abaissement de certains organes abdominaux.
Pour nous, ils ne sont pas tombés, mais ils sont déplacés à cause
de leur dilatation.

La coniase ne saurait être confondue qu'avec la gravelle biliaire. En effet, il y a dans les deux cas la diarrhée impérieuse que
nous avons le premier signalée ; le raisonnement le plus simple
conduit à cette conclusion. M le Dr Constantin Paul a fait judicieu-
sement remarquer, dans son rapport sur notre travail lu à l'Académie de Médecine dans la séance du 30 juin 1885, que la gravelle
biliaire était accompagnée de crampes d'estomac, tandis que dans
la Coniase il y a absence de toute douleur, comme nous l'avons
déjà fait remarquer. Ce caractère seul est bien suffisant pour éta-
blir un diagnostic certain. Il n'en serait pas de même d'une diarrhée ayant pour cause soit l'ingestion des graines de fraises ou
d'akènes, soit la présence de sable intestinal.

Dans le premier cas, les commémoratifs et le microscope vide-
ront la question. Dans le second, le sable intestinal. formé de phos-
phates ammoniaco-magnésiens, a une couleur terreuse, amorphe,
tandis que le sable hépatique, de couleur blanche, rosée ou brune,
cristallise régulièrement et contient tous les éléments constitutifs
des calculs. Dans ce cas encore, le microscope et la chimie vien-
draient dissiper toute erreur.

PRONOSTIC

Le diagnostic bien posé ne peut être suivi, d'après la description qui précède, que d'un pronostic favorable. Cependant nous
avons vu des médecins en renom, en présence d'une couleur subictérique se rapprochant de la couleur jaune paille, d'un amaigrissement considérable, soupçonner un néoplasme quand la maladie était arrivée à la période d'état.

---

1. La coniase prédispose-t-elle à la lithiase? Nos observations ne sont pas assez nombreuses pour nous prononcer, cependant nos malades n'ont pas vu jusqu'ici leur coniase
se compliquer de coliques hépatiques. Nous croirions facilement le contraire, car celui
qui charrie le sable ne peut pas en même temps bâtir.

DEUXIÈME PARTIE

De l'action des eaux de Vichy (source Grande Grille).
De la durée du traitement nécessaire à l'expulsion
des produits coniasiques du foie.

Tout le bassin de l'Allier recouvre une vaste nappe d'eau, véritable lac dont le liquide a une composition chimique sensible-
ment la même et qui, par son émergence plus ou moins directe à
la surface du sol, à travers des terrains différents, diffère légère-
ment par la composition chimique, mais surtout par la température. De là la grande division des eaux de Vichy, en chaudes, tem-
pérées et froides La Grande Grille est classée parmi les eaux
chaudes. Sa température est 41° 8. C'est à cette température, au
bicarbonate de soude, à une légère quantité d'hydrogène sulfuré, de
découverte récente, que le goût perçoit cependant bien plus facilement dans l'eau du puits Chomel, c'est à je ne sais quelle spé-
cificité, qui fait de la Grande Grille la Grande Grille, que cette
source doit son action. Mais, avant d'entrer dans le corps du sujet,
disons un mot de l'action du bicarbonate de soude sur la bile et
les concrétions biliaires. Si l'alimentation agit indirectement,
dans la sécrétion hépatique, l'alcalin sodique a une action non
moins directe sur ce liquide. Il diminue la quantité et la propor-
tion des matières solides qui le composent. Il empêche la précipita-
tion de la cholestérine, des matières colorantes de la bile, et par
là on comprend très bien qu'il puisse arrêter la formation ulté-
rieure des calculs.

Il dissout même certains éléments des calculs, et par le fait les
calculs eux-mêmes, puisqu'à la fin de la cure thermale de Vichy la
main du praticien ne ressent plus cette plénitude de la cholécyste
qui lui donnait au toucher, au début de la cure, à travers les parois abdominales amincies, la sensation de petites pierres, de calculs emprisonnés. Et cependant les calculs n'ont pas été rejetés en
bloc, puisqu'il n'y a pas eu de crise hépatique.

Si le bi-carbonate de soude a une action si évidente sur les
affections calculeuses du foie, quelle ne doit pas être son action,
dissous dans une eau minérale dont la température est égale à la
température normale du corps humain. (L'eau prise à la source et
bue immédiatement perd toujours 3 à 4°). Le bi-carbonate de soude
ainsi dissous est immédiatement et totalement assimilé. C'est ce
qui a lieu dans l'administration sur place des eaux de la Grande
Grille.

On dirait que c'est à cette source seule, vraiment merveilleuse,
que s'adressait M. le Dr Durand Fardel quand il disait que les eaux de

Vichy avaient *quelque chose d'indéfini*) heureuse expression à laquelle nous ajouterions et *de spécifique*) qui fait que l'on obtient par l'eau de la Grande Grille, à la source, des cures qui étonnent et le malade et le praticien, effets si extraordinaires que ni la température ni les principes minéralisateurs mêmes ne sauraient expliquer. Ci-joint l'analyse de cette source d'après M. Bouquet.

ANALYSE DE LA SOURCE GRANDE GRILLE

Acide carbonique libre	0,908
Bicarbonate de soude	4,883
— de potasse	0,352
— de magnésie	0,303
— de strontiane	0,003
— de chaux	0,434
— de protoxyde de fer . .	0,004
— — de manganèse.	Traces.
Sulfate de soude.	0,291
Phosphate de soude	0,130
Arséniate de soude.	0,002
Borate de soude.	Traces.
Chlorure de sodium.	0,534
Silice	0,070
Matières organiques bituminées. . .	Traces.
TOTAL. . .	7,914

Inutile d'ajouter, après cette analyse, que cette source appartient à la classe des eaux bi-carbonatées sodiques.

L'efficacité des eaux de Vichy ne doit pas être recherchée, comme certains auteurs l'ont prétendu, dans leurs effets purgatifs. Elles produiraient plutôt le contraire. S'il survient, au bout de 7 à 8 jours du traitement, un embarras gastrique avec diarrhée, il faut certainement l'attribuer à une alimentation trop copieuse (véritable indigestion.)

Dans les hôtels même de troisième ordre, et à plus forte raison dans ceux de premier et deuxième ordre la table est trop confortable. Aussi trouvons nous le plus souvent dans les ingesta (poissons de mer et fruits) les causes de ce trouble gastrique. La contre-épreuve se rencontre chez le baigneur qui est dans sa villa et qui ne change pas sa manière de vivre. Il n'a jamais ou bien rarement ces troubles gastro-intestinaux.

Les eaux produisent leurs effets selon l'organe malade qui parle son langage en réclamant une quantité d'eau plus ou moins considérable. C'est de l'intelligence de ce langage que découle l'habileté du médecin consultant dans le choix de la source et l'administration des eaux.

Le dyspeptique, qui n'a qu'à neutraliser l'acidité de certaines sécrétions gastro-intestinales et à augmenter la secrétion du suc gastrique (Claude Bernard a démontré que les alcalins en faible quantité, en présence et au contact de la muqueuse stomacale, produisaient cet effet), le dyspeptique, disons-nous, ne désirera jamais qu'on lui augmente la dose de l'eau. Il pourra à peine en digérer, au milieu de l'entraînement thermal, 3 verres (750 gr.), 2 verres, quelquefois un seul verre et encore à des doses fractionnées.

Quelques jours de traitement suffiront, à cause de l'augmentation du suc gastrique, pour ramener l'appétit, assurer l'assimilation.

La chloro-anémique, sans avoir bu à aucune source ferrugineuse (ces dernières sont ordinairement moins digestibles), à cause de la température, verra la prétendue et trop fameuse cachexie alcaline se traduire chez elle par le retour de ses forces et l'augmentation en poids de un kilogramme à 1,500 grammes en trois semaines, avec une quantité d'eau relativement minime.

L'hépatique avec hypertrophie de cette glande, de quelque nature que soit cette hypertrophie, le calculeux, atteint le plus souvent de dyspepsie antécédente, suivant l'expression de Galien, verront disparaître, l'un son hypertrophie, l'autre sa dyspepsie; mais, contrairement au dyspeptique simple, le dyspeptique calculeux désirera, demandera même au médecin de lui augmenter la quantité d'eau. Six verres et huit verres même (deux litres) seront, au milieu du traitement, bien supportés.

Il la boit, dit-il, comme du petit lait. Il sent très bien qu'il a besoin d'absorber une grande quantité de bicarbonate de soude pour dissoudre les concrétions biliaires et fluidifier sa bile.

C'est ici la place de l'affection que nous avons décrite, affection consistant dans la production dans le foie de poussières fines, *la coniase.*

Comme cette affection n'est composée que de poussières très fines, un ou deux jours de traitement suffisent pour faire disparaître toute trace de sable, et il est d'autant plus facile de s'en rendre compte, que la bile devenant, sous l'influence de l'alcalin, plus liquide, entraîne facilement ces concrétions. Quelques légers purgatifs salins seront très utiles.

Plus haut, nous disions que toute hypertrophie du foie était tributaire de la Grille, n'importe la nature de l'hypertrophie. Nous en avons en cette année un magnifique exemple.

Un homme de 40 ans, cardiaque, antécédents syphilitiques et alcooliques, vient aux eaux. Il nous était adressé par un célèbre médecin des hôpitaux de Paris, avec le diagnostic : cirrhose hypertrophique du foie, lésion cardiaque, accidents spécifiques. Le foie, considérable, dépassait en bas, de dix centimètres, le rebord des fausses côtes et la matité s'étendait jusqu'au sein. Le lobe moyen occupait toute la région épigastrique. Il en était arrivé aux hémorrhagies passives. A peine s'il peut se rendre à la source, qui est à 100 mètres de son hôtel. (Quinze jours après, il allait à pied à la Montagne-Verte (3 k. 1/2).

Il a fait deux saisons et il est reparti présentant seulement un peu d'hypertrophie du lobe moyen. C'est, il est vrai, toujours le dernier à se guérir. — Nous craignions le retour de tous ces accidents ; mais nous venons d'apprendre que la guérison se maintient, preuve convaincante que les alcalins à petite dose (nous avons commencé ce traitement par 60 grammes pris en trois fois le matin, à un quart d'heure d'intervalle, et 60 grammes le soir dans les mêmes proportions et intervalles, au moyen d'un verre gradué) ne sont pas contre-indiqués dans les affections cardiaques ni dans certaines hémorrhagies, puisque les épistaxis ont disparu au milieu du traitement (1).

Nous avons tenu à citer cet exemple pour dire que, dans l'hypertrophie, Vichy est aussi indiqué qu'il est contre-indiqué dans la *cirrhose atrophique* de cet organe. Dans ce cas-là *les eaux de Vichy doivent être exclues.* Elles donnent les plus mauvais résultats.

Nous avons parlé de l'action des eaux alcalines sur le dyspeptique, l'hépatique. L'obèse, à son tour, se trouve très bien du traitement de Vichy. En effet, qu'arrive-t-il chez lui ?

Les combustions sont incomplètes. N'est-ce pas naturel d'introduire dans cette économie des éléments respiratoires ? *Nao Co²* n'est-il pas, par sa décomposition, un comburant par excellence, 3 équivalents d'oxygène ? Aussi l'obèse perd-il souvent 2 à 3 kilogrammes pendant la saison, sans augmenter l'exercice, sans modifier son alimentation et sans employer une autre méthode de déperdition.

Si l'action des eaux de Vichy est si puissante, si elles sont indiquées dans les céphalalgies, les migraines, les eczémas, les dyspepsies, les maladies du foie, de l'estomac, de l'appareil génito-urinaire, dans le rhumatisme, la goutte, certaines bronchites, le diabète, en un mot dans tous les engorgements des organes abdominaux, etc., comme il n'existe plus de panacée universelle, ne faut-il pas considérer toutes ces affections comme des manifestations d'un état général et constitutionnel que modifient puissamment et avantageusement les eaux bi-carbonatées sodiques ?

Ces eaux rendent hommage à la mémoire et au génie de notre regretté maître M. le professeur Bazin, de l'hôpital Saint-Louis. Par l'axiome *naturam morborum curationes ostendunt,* leurs propriétés médicatrices sanctionnent hautement son *arthritisme.*

Si la description de la coniase peut faciliter le moyen de reconnaître, à son passage, la poussière biliaire et la cause de diarrhées jusqu'ici inexpliquées, elle permet au praticien qui en connaîtra la cause, l'origine, la nature, de modifier, dans certains cas, avantageusement son diagnostic et son pronostic : ce sera pour nous la plus grande satisfaction et la meilleure récompense.

Vichy, le 1er Mai 1887.

1. Ce malade n'a jamais pu absorber, au milieu de l'entrainement thermal, plus de 750 grammes d'eau, à cause de ses étourdissements bien plus grands au début de sa cure.

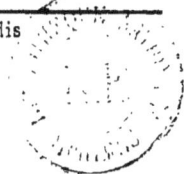

5362 — Corbeil, imp. L. DREVET, 3, rue de Paradis

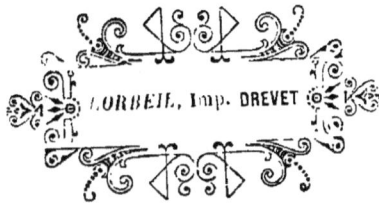

www.ingramcontent.com/pod-product-compliance
Lightning Source LLC
Chambersburg PA
CBHW070230200326
41520CB00018B/5801